BEI GRIN MACHT SICH IHR WISSEN BEZAHLT

- Wir veröffentlichen Ihre Hausarbeit,
  Bachelor- und Masterarbeit

- Ihr eigenes eBook und Buch -
  weltweit in allen wichtigen Shops

- Verdienen Sie an jedem Verkauf

Jetzt bei www.GRIN.com hochladen und kostenlos publizieren

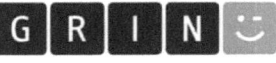

Bibliografische Information der Deutschen Nationalbibliothek:

Die Deutsche Bibliothek verzeichnet diese Publikation in der Deutschen National-
bibliografie; detaillierte bibliografische Daten sind im Internet über http://dnb.d-
nb.de/ abrufbar.

Impressum:

Copyright © 2019 GRIN Verlag
Druck und Bindung: Books on Demand GmbH, Norderstedt Germany
ISBN: 9783346126337

Dieses Buch bei GRIN:

https://www.grin.com/document/517949

Regina M. Binöder

Die Versorgungssituation von Menschen mit HIV und AIDS

GRIN Verlag

GRIN - Your knowledge has value

Der GRIN Verlag publiziert seit 1998 wissenschaftliche Arbeiten von Studenten, Hochschullehrern und anderen Akademikern als eBook und gedrucktes Buch. Die Verlagswebsite www.grin.com ist die ideale Plattform zur Veröffentlichung von Hausarbeiten, Abschlussarbeiten, wissenschaftlichen Aufsätzen, Dissertationen und Fachbüchern.

Hamburger Fern-Hochschule

Studiengang Management von Organisationen und Personal

im Gesundheitswesen (M.A.)

München

Die Versorgungssituation von Menschen mit HIV-Infektion und AIDS

Modul Versorgungsforschung

Frühjahrssemester

von

Regina M. Binöder

31.08.2019

Inhaltsverzeichnis

Abkürzungsverzeichnis

AIDS	Acquired Immune Deficiency Syndrome
ARM	Antiretrovirale Medikamente
ART	Antiretrovirale Therapie
BMBF	Bundesministerium für Bildung und Forschung
BMG	Bundesministerium für Gesundheit
BSB	Bayerische Staatsbibliothek
BZgA	Bundeszentrale für gesundheitliche Aufklärung
CMV	Cytomegalievirus
DAH	Deutsche AIDS-Hilfe
Destatis	Statistisches Bundesamt
DNVF	Deutsches Netzwerk für Versorgungsforschung e.V.
DZIF	Deutsches Zentrum für Infektionsforschung
HIV	Human immune deficiency virus
IVD	Intravenöser Drogenkonsum
MSM	Männer, die Sex mit Männern haben
NRTI	Nukleosidische Reverse-Transkriptase-Inhibitoren
PEI	Paul-Ehrlich-Institut
PEP	Post-Expositions-Prophylaxe
PI	Proteinase-Inhibitor
PrEP	Präexpositionsprophylaxe / Prä-Expositions-Prophylaxe
RKI	Robert Koch Institut
SGB V	5. Sozialgesetzbuch
STI	Sexuell übertragbare Infektionen (sexually transmitted infections)
TBC	Tuberkulose

Abbildungsverzeichnis

Tabellenverzeichnis

Teil A: Einleitung

HIV und AIDS sind in Deutschland seit Mitte der 1980er Jahre ein allgemein bekanntes Thema. Zu verdanken ist dies nicht zuletzt der BZgA, die mit ihren „Gib-AIDS-keine-Chance"-Kampagnen seit 1987 sowie seit 2015 unter dem Namen „Liebesleben" für eine breite Aufklärung sorgte und bis heute sorgt (vgl. BZgA o.J.).

Laut BMG sinkt die Neuinfektionsrate in Deutschland derzeit insgesamt und umfasst für 2018 ca. 2.700 Menschen. Die registrierte Gesamtzahl der Infizierten hierzulande lag Ende 2017 bei etwa 86.100 Personen. Allerdings gibt es in unserem Land schätzungsweise auch etwa 11.400 unwissentlich Infizierte, was eine genaue Einschätzung deutlich erschwert (vgl. BMG 2018).

Weltweit befindet sich HIV auf Rang 5 der häufigsten Todesursachen, wobei in höher entwickelten Ländern Infektionskrankheiten im Allgemeinen durch Verbesserungen in den Lebensbedingungen, der Hygiene sowie Impfungen eingedämmt werden konnten (vgl. RKI 2015a: 84). Dennoch steigen die HIV-Infektionsraten in Europa bis heute an (vgl. WHO 2017).

Diese bedenklichen Tatsachen zeigen deutlich, dass das Thema HIV/AIDS für die Weltgesundheit noch lange nicht erschöpfend behandelt wurde.

Ziel dieser Arbeit ist eine Darstellung der Entwicklung in der Behandlung von HIV/AIDS-Patienten sowie des aktuellen Standes der Versorgungsforschung. Folgende Fragen sollen dabei insbesondere beleuchtet werden:

1. Wie konnte die Versorgungsforschung bisher die Eingrenzung von HIV-Neuinfektionen vorantreiben und die Behandlung bereits Infizierter verbessern?
2. Welche Empfehlungen gibt die Versorgungsforschung für die Zukunft?

A.1 Definition: Versorgungsforschung

Zum Begriff der Versorgungsforschung finden sich viele unterschiedliche Definitionen, die sich teilweise nur in feinen Nuancen unterscheiden. Der vorliegenden Arbeit liegen folgende Ausführungen zugrunde:

„Versorgungsforschung ist ein fachübergreifendes Forschungsgebiet, das ausgehend von der Patienten- sowie Populationsperspektive und vor dem Hintergrund komplexer Kontextbedingungen die Versorgungsstrukturen und -prozesse der Gesundheitsversorgung untersucht, den Outcome auf Ebene der Alltagsversorgung beschreibt und komplexe Interventionen zur Verbesserung der Versorgung evaluiert." (Schrappe, Pfaff 2017: 11).

Somit handelt es sich bei der Versorgungsforschung um ein Fachgebiet, das sich vorrangig mit dem praktischen Nutzen der Behandlungen für die einzelnen Patienten wie auch die Bevölkerung befasst.

A.2 Definition: Evidenzbasierte Gesundheitsversorgung

Unter evidenzbasierter Gesundheitsversorgung versteht man „[...] die gewissenhafte und umsichtige Anwendung von aktuellen Ergebnissen aus wissenschaftlichen Studien." (BMBF 2014: 5).

Durch Versorgungsforschung wird evidenzbasiertes Arbeiten möglich, denn durch sie werden Zusammenhänge ebenso wie Über-, Unter- sowie Fehlversorgungen erkennbar (vgl. BMBF 2014: 4).

Teil B: Methodisches Vorgehen

B.1 Digitale Literatursuche

Zunächst erfolgte eine Literaturrecherche im Internet mit Hilfe der Homepages der für das Thema naheliegenden Institutionen WHO, RKI, PEI sowie den beiden Bundesministerien BMG und BMBF. Die Adressen wurden teilweise mit Hilfe der Suchmaschine „www.ecosia.de" eruiert. Die Suchergebnisse sind in Tabelle 1 zusammengefasst. Die Sichtung der Treffer brachte zutage, dass das BMG als federführendes Ministerium für den Umgang mit HIV/AIDS agiert. Das BMBF spielt jedoch ebenso eine tragende Rolle. Hier werden die deutschen Forschungen geplant, finanziert, kommuniziert und international koordiniert.

Die Fachinformationen zur Erkrankung HIV/AIDS wurden zum großen Teil von der BZgA sowie der WHO akkumuliert. Diese beiden Institutionen arbeiten die Informationen erwartungsgemäß umfangreich auf.

Durch die Verwendung seriöser und valider Internetquellen war es möglich, stets die jeweils aktuellsten Ergebnisse zu finden. Ein Vorteil, der bei einem derartig dynamischen Thema anders kaum zu erreichen gewesen wäre. Gerade, was die Forschungsergebnisse der neuesten Therapiemöglichkeiten angeht, war das Internet unentbehrlich, da diese Informationen auf verschiedene Netzseiten verteilt und detailliert nicht in einer Zusammenfassung zu finden waren.

Dass sich die gesetzliche Grundlage für die Versorgungsforschung im SGB V findet, war der Autorin vorab bekannt. Hier wurde lediglich der genaue Paragraph durch eine Internetsuche ermittelt.

Die viel versprechende Recherche mit Hilfe der Projektdatenbank des Vereins *Deutsches Netzwerk Versorgungsforschung e.V.* war bis zum Abschluss der Arbeit nicht möglich, da laut der Homepage ein Zugriff derzeit „aufgrund erheblicher technischer Probleme" (DNVF o.J.) nicht möglich sei. Hier hätte die Möglichkeit bestanden, die einzelnen Projekte der Versorgungsforschung in Deutschland einzusehen. Auch die anderen Funktionen auf der Seite waren fehlerhaft und damit unbrauchbar. Ein anderer Zugang zu den Daten konnte nicht gefunden werden.

B.2 Konventionelle Literatursuche

Die Recherche bezüglich des Themas *Versorgungsforschung* erfolgte mittels Literatur aus der BSB, wobei es nicht gelang, Quellen zu finden, unter welchen gleichzeitig „Versorgungsforschung" und „HIV" gelistet werden.

So musste hierfür auf Literatur zurückgegriffen werden, die sich auf Versorgungsforschung allgemein bezieht und die Informationen zum Thema HIV/AIDS dazu aus den Internetquellen gezogen werden.

Suchhilfe (Datenbank, Datenhalter, Fachpublikationen, Freihandaufstellungen in Bibliothek etc.)	Suchbegriffe	Anzahl der angezeigten Treffer
BMG	Versorgungsforschung	29
	HIV	99
	Versorgungsforschung + HIV	1
BMBF	Versorgungsforschung	133
	HIV	70
	Versorgungsforschung + HIV	9
WHO	Versorgungsforschung	0
	HIV	14.012
	Versorgungsforschung + HIV	0

Destatis	Versorgungsforschung	3
	HIV	57
	Versorgungsforschung + HIV	1
RKI	Versorgungsforschung	98
	HIV	1.666
	Versorgungsforschung + HIV	0
	AIDS	1.690
PEI	Versorgungsforschung	3
	HIV	554
	AIDS	575
BSB	Versorgungsforschung	BSB-Katalog: 234 Aufsätze & mehr: 5970 Verbundkatalog/Fernleihe: 232
	Versorgungsforschung + HIV	BSB-Katalog: 0 Aufsätze & mehr: 136 Verbundkatalog/Fernleihe: 2
Förderkatalog der Bundesregierung	HIV	0
	AIDS	73

Tabelle 1: Rechercheergebnisse (eigene Darstellung)

Teil C: Darstellung der Ergebnisse

In Deutschland ist die Förderung der Versorgungsforschung in § 92a SGB V geregelt. Der Gesetzgeber legt hier unter anderem fest, welche Voraussetzungen für eine Förderung erfüllt sein müssen, welchen Betrag die Fördersumme umfasst sowie, was mit den wissenschaftlichen Ergebnissen der Forschung weiter geschehen soll (vgl. SGB V 1989).

Federführend in der Versorgungsforschung für die Bundesrepublik Deutschland ist das BMG. Dieser Verantwortung kommt es vor allem über seine Ressortforschungseinrichtungen, wie das RKI oder auch das PEI nach, ebenso aber auch durch Fördergelder, die regelmäßig an einschlägige Forschungsprojekte vergeben werden. Auch das BMBF übernimmt viele Aufgaben in der Forschung, beispielsweise durch das DZIF, in welchem wichtige Fragen zu Infektionskrankheiten – und damit auch zu HIV – beantwortet werden (BMBF 2015: 15; 21).

C.1 Über HIV und AIDS

Obwohl HIV und AIDS für die deutsche Bevölkerung keine unbekannten Themen darstellen, ist das allgemeine Wissen über die Infektion, das Krankheitsbild und die Therapieansätze häufig noch immer lückenhaft oder von Vorurteilen und falschen Vorstellungen geprägt (vgl. Gölz 2015: 10f).

Beim Human Immune Deficiency Virus (HIV) handelt es sich um ein eher schwer übertragbares Retrovirus, das über zwei verschiedene Arten von Übertragungswegen einen neuen Wirt besiedeln kann:

1. von einem Individuum zum anderen durch Infektion
2. von einer Generation an die nächste als in das Genom eines Elternteils integrierter Bestandteil des Erbgutes (vgl. Pschyrembel 2017).

Die Weitergabe des Virus durch Blut und Blutprodukte bei Transfusionen konnte durch eine konsequente Anwendung der ab 1984 entwickelten HIV-Tests (vgl. Gölz 2015: 10) so gut wie ausgeschlossen werden.

Wie sich die Infektion an und in den Körperzellen entwickelt, ist visuell in Abb. 2 (siehe Anhang 1) dargestellt.

Von AIDS spricht man, wenn eine HIV-Infektion zu Symptomen führt, was durch verschiedene opportunistische Infektionen und Zellentartungen zum Ausdruck kommen kann. Es existieren aber auch ohne eine unzweifelhafte Symptomatik durchaus typische Kennzeichen, die auf eine HIV-Infektion bzw. den Ausbruch von AIDS hinweisen.

AIDS erweist sich als ein „[e]rworbenes Immundefektsyndrom [...]. Es resultiert eine ausgeprägte zelluläre Immunschwäche mit rezidivierenden Infektionskrankheiten (Infektionen mit opportunistischen Erregern und Parasiten) sowie spezifischen Malignomen wie Kaposi-Sarkom und Lymphomen. AIDS entspricht dem klinischen Stadium C der HIV-Erkrankung (CDC-Klassifikation)." (Pschyrembel 2017; vgl. Anlage 2).

C.2 Der Umgang mit HIV/AIDS im Laufe der Zeit und die Rolle der Versorgungsforschung bei diesem Prozess

Auch wenn in den beiden ersten Phasen der gemeinsamen Förderung durch das BMBF und die Spitzenverbände der gesetzlichen Krankenkassen HIV/AIDS nicht ausdrücklich bedacht wurde, so wurden doch bereits 1991 Projekte zu diesem Thema gefördert (vgl. BMBF 2005; BMBF 2019c).

Die Ausmaße der Unterstützung durch die Versorgungsforschung bleiben für HIV/AIDS allerdings weit hinter denen für andere Krankheiten, z.B. Diabetes mellitus Typ II, zurück. Dennoch stellt sie auch für diese Infektionskrankheit einen unverzichtbaren Wissensschatz zur Verfügung und hat zum Verständnis der Krankheitsmechanismen wesentlich beigetragen sowie Prävention, Diagnostik und Behandlung positiv beeinflusst.

Der erste humane AIDS-Fall wurde bereits 1959 im Kongo registriert, allerdings konnte er erst später als solcher identifiziert werden. 1981 wurden die ersten, damals noch unerklärlichen, Störungen des Immunsystems in den USA beobachtet. Erst 1982 wurde dieses Syndrom erstmals als AIDS bezeichnet. (vgl. BZgA o.J.a: 44).

Als klassische Risikogruppe für HIV/AIDS galten zunächst ausschließlich Homosexuelle, später kamen noch Bisexuelle, Drogenkonsumenten, Prostituierte und Migranten aus Subsahara-Afrika hinzu. Mitte der 1980er Jahre fand man mit der Entdeckung des HI-Virus heraus, dass auch durch die Gabe von Blut und Blutprodukten eine Übertragung stattfinden kann (vgl. Gölz 2015: 10). Ab 1985 wurde daher in Deutschland ein Pflichttest auf HIV-Antikörper für sämtliche Blutprodukte eingeführt (vgl. BZgA o.J.a: 45).

Besonders in den ersten Jahren der HIV/AIDS-Epidemie war die Verunsicherung in Bevölkerung und Politik groß. Den vermuteten Risikogruppen wurde mit Misstrauen und Ausgrenzung begegnet. Auch die Berichterstattung der Medien war von Panik und Diskriminierung geprägt (vgl. Gölz 2015: 10f; BZgA o.J.a: 24).

„Die CSU plante Lager für Infizierte in Dachau und [sic!] den Nordseeinseln. Der HIV-Test war in Bayern für Beamtenanwärter (bis 1995), Drogenabhängige, Prostituierte und Ausländer (bis 2001) vorgeschrieben. Die DDR schickte alle HIV-infizierten Ausländer wieder in ihre Heimatländer zurück (meist „sozialistische Bruderländer")." (Gölz 2015: 10).

Heutzutage ist die Krankheit auf der ganzen Welt präsent: „Die Viruserkrankung HIV ist weltweit verbreitet, wobei Subsahara-Afrika am stärksten betroffen ist. 2017 waren weltweit etwa

36,9 Millionen Menschen mit HIV infiziert. Davon waren 1,8 Millionen Neuinfektionen. Mehr als eine Millionen [sic!] Menschen starben 2017 an AIDS." (BMBF 2019a).

HIV/AIDS gehört – neben Tuberkulose und Malaria – zu den sogenannten *Großen Drei* der armutsbegünstigten Krankheiten. Bei allen dreien handelt es sich um Infektionskrankheiten, deren Ausbreitung durch schlechte Lebensumstände sowie einen Mangel an Hygiene, medizinischer Versorgung oder Bildung gefördert werden. Zwar bestünde ein großer Bedarf, Medikamente und Impfstoffe gegen diese Krankheiten zu finden, die hauptsächlich betroffenen Weltregionen sind aber finanziell nicht in der Lage, die dafür notwendigen Mittel aufzubringen. In den Ländern Subsahara-Afrikas verursachen die armutsbegünstigten Krankheiten über 95% der Todesfälle. Somit sind die Menschen dieser armen Regionen auf die Hilfe reicher Länder angewiesen (vgl. BMBF 2019b).

Auf der anderen Seite berichtet die WHO von einer ganz anderen Region mit einer alarmierenden Problematik:
„Die Europäische Region ist weltweit die einzige Region der WHO, in der die Zahl der HIV-Neuinfektionen noch steigt. Dieser Trend setzte sich auch 2016 mit über 160.000 HIV-Neudiagnosen in der Europäischen Region, darunter 29.000 Fälle aus den Ländern der Europäischen Union (EU) und des Europäischen Wirtschaftsraums (EWR), fort." (WHO 2017).

Hier kann die Ursache jedoch nicht in der Armut der Bevölkerung oder mangelnder Information gesucht werden. Die Gründe für diese Situation sieht die Fachwelt als vielfältig an:
Die WHO beklagt zunächst, dass die Erstdiagnose häufig erst in einem späten Stadium erfolgt (vgl. WHO 2017).

Eine Erklärung hierfür wird in der Angst vor Diskriminierung vermutet, welche in Europa bei 30% der HIV-Infizierten als Ursache für unterlassene frühe Tests angegeben wird. Bedeutsam in diesem Zusammenhang ist, dass sich die gesellschaftliche Akzeptanz, anders als die wissenschaftlichen Erkenntnisse, mit den Jahren kaum verbesserte. Die Sorge, diskriminiert zu werden, ist also berechtigt. Dieser Umstand verschlechtert nicht nur die Behandlungschancen für die Betroffenen selbst, er sorgt auch dafür, dass die Erkrankten über Jahre hinweg unwissentlich weitere Menschen anstecken können (vgl. Gölz 2015: 12).

Eine frühzeitige Diagnose böte weitreichende Chancen für die Infizierten und ihr Umfeld. Durch sie kann es möglich sein, die Virenanzahl im Körper so weit zu reduzieren, dass nicht nur der Ausbruch von AIDS verhindert wird, sondern auch eine Ansteckung Dritter nicht mehr möglich ist. Außerdem kann eine Infektion mit TBC und deren Ausbruch vermieden werden. TBC ist in der Europäischen Region eine der häufigsten AIDS-definierenden Erkrankungen (vgl. WHO 2017).

Weitere Ursachen für die steigenden Neuinfektionsraten vermutet Gölz im veränderten Lebensstil unserer Zeit. Sexualität ist seit wenigen Jahrzehnten nicht mehr hauptsächlich Bestandteil einer monogamen Zweierbeziehung, sondern wird schneller und unverbindlicher gelebt, als früher.

Durch die Partnerbörsen im Internet wird ein rascher Wechsel der Sexualpartner jetzt noch leichter möglich. Schließlich verursacht der gestiegene Konsum von Partydrogen „gesteigerte Lust nach sexueller Aktivität, Kritiklosigkeit und ein überhöhtes Selbstempfinden. Drei Wirkungen, die bei sexuellen Begegnungen die Übertragung von STI begünstigen." (Gölz 2015: 12f).

Auch die kriegerischen Auseinandersetzungen unserer Zeit tragen durch eine Häufung von Vergewaltigungen zur Verbreitung von HIV/AIDS bei. Außerdem sind viele Flüchtlinge gezwungen, in Slums zu leben, wo es nur wenige Möglichkeiten gibt, zu Geld zu kommen. Die Jugendlichen dort verdienen häufig mit dem Dealen von Drogen ihren Lebensunterhalt und konsumieren diese auch selbst. Dies stellt ein weiteres Risiko für AIDS-Infektionen dar.

Zuletzt spielt auch weiterhin Sexualität bei Auslandsreisen eine Rolle, wobei nicht nur Sextourismus und damit Prostitution, sondern auch zufällige Sexualkontakte von Bedeutung sind. Immerhin kommt es bei 40 – 45% der Auslandsreisen zu neuen sexuellen Kontakten (vgl. Gölz 2015: 13).

Zwar sind die Neuinfektionsraten für Deutschland weniger besorgniserregend, als für Europa, dennoch stagnieren sie seit Jahren und steigen für Heterosexuelle und Drogenabhängige sogar wieder leicht an (vgl. Abb. 1).

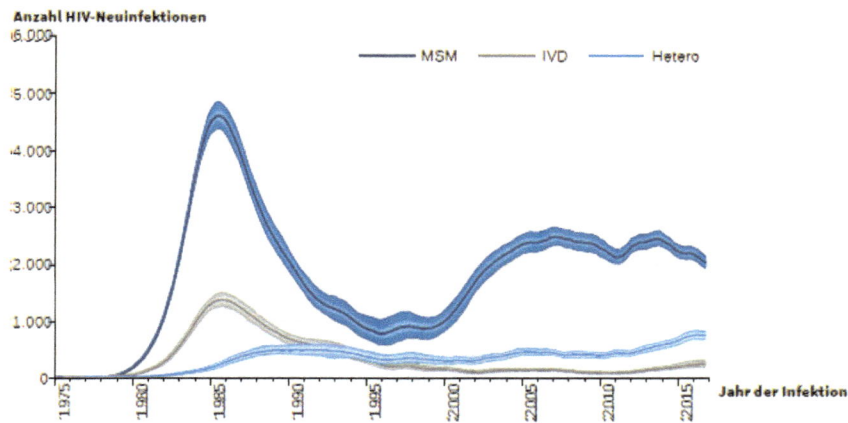

Abbildung 1: Geschätzte Gesamtzahl der HIV-Neuinfektionen in Deutschland seit Beginn der HIV-Epidemie: 1975-2016 nach Infektionsjahr und Transmissionsrisiko (MSM, IVD und Hetero) (RKI 2017a: 533)

C.3 Welche Therapien wurden bisher entwickelt?

Zu Beginn des Kampfes gegen HIV/AIDS stand die Medizin der Krankheit ohne jede Verteidigungsstrategie gegenüber. Von Anfang an wurde in viele verschiedene Richtungen geforscht. Nach heutigem Wissensstand erfolgt die Behandlung zumeist durch eine Kombination von Antiretroviralen Medikamenten (ARM), welche ohne Unterbrechung und lebenslang fortgeführt werden muss. 2008 erhielten in Deutschland 70% der diagnostizierten Patienten eine solche Therapie. ARM finden aber auch als HIV-Präexpositionsprophylaxe (PrEP) eine Verwendung (vgl. Tomeczkowski et al. 2015: 595).

Kombinierte Antiretrovirale Therapie (ART) setzt medikamentös an verschiedenen Stellen im Vermehrungsprozess des HIV an: so wird bereits das Eindringen des Virus in die Wirtszellen durch die Gabe von Eintritts-Inhibitoren (Entry-Inhibitoren) verhindert. Im nächsten Schritt blockieren Fusions-Inihibitoren ein Verschmelzen der Hüllen von Virus und Zelle. Reverse-Transkriptase-Inhibitoren bilden die nächste Verteidigungslinie gegen HIV. Sie machen die Umcodierung des Virenerbgutes von einsträngiger RNA in doppelsträngige DNA unmöglich und verhindern so, dass die viralen Informationen für den Einbau in das menschliche Erbgut vorbereitet werden. Auch der Einbau selbst kann verhindert werden; dies übernimmt die Medikamentengruppe der Integrase-Inhibitoren. Wenn alle diese Gegenmaßnahmen versagen, gibt es schließlich noch Protease- sowie Maturations-Inhibitoren, welche Bildung und Aktivierung von

Virusproteinen hemmen. (vgl. DAH 2017: 77ff). Diese Mechanismen sind in Anlage 1 noch einmal graphisch nachzuvollziehen.

Deutsche Forscher konnten ein Enzym entwickeln, welches in der Lage ist, bereits in das menschliche Erbgut eingebaute HIV-Proviren aus dem Genom wieder auszuschneiden und damit unschädlich zu machen. In Versuchen hat es bisher mit dem *Rekombinase Brec1* genannten Enzym gute Erfolge und keine erkennbaren Nebenwirkungen gegeben (vgl. DZIF 2016).

Einen völlig neuen Therapieansatz bieten auch Antikörperinfusionen, mit denen es bereits jetzt schon gelingt, die Viren monatelang von einer Vermehrung abzuhalten (vgl. BMBF 2018).

Eine andere Forschungsgruppe untersucht, wie sich die Reaktion Natürlicher Killerzellen auf HIV-1-infizierte Zellen im Vergleich zu nicht infizierten Zellen ändert. Offenbar ist das HI-Virus in der Lage, mittels spezifischer Peptide der Immunerkennung auszuweichen. Auch hier kann eventuell ein Therapieansatz gefunden werden (vgl. DZIF 2017).

Eine weitere Möglichkeit, einer sexuell übertragenen HIV-Infektion entgegenzutreten, ist die PrEP. Hierbei erhalten gesunde, aber gefährdete Personen eine Wirkstoffkombination, welche eine Infektion mit HIV verhindern kann. Dieser Mechanismus setzt eine hohe Compliance der Betroffenen voraus und wirkt bei Männern besser als bei Frauen. Bei bereits möglicherweise erfolgter Infektion gibt es den Versuch einer Post-Expositions-Prophylaxe (PEP), bei der neben Hygieneempfehlungen ebenso Medikamente zur Anwendung kommen (vgl. DAH 2017: 56ff).

Für Infektionsschutz beim Drogenkonsum empfiehlt die DAH seit Anbeginn ihrer Arbeit, Spritzen, Nadeln sowie anderes Zubehör nicht mit anderen zu teilen und nach Möglichkeit ausschließlich steriles Material zu verwenden (vgl. DAH 2017: 64).

Das PEI ist seit Jahren in die Forschungen zu HIV aktiv involviert. Die Meldungen des Instituts zeigen, wie erfolgreich es seine Beteiligung gestaltet. So konnten die Forscher einen Rezeptor identifizieren, welcher es den Immunzellen des menschlichen Körpers ermöglicht, die HI-Viren zu erkennen. Die große Hoffnung bei dieser Erkenntnis liegt darin, dass es hiermit möglich werden könnte, einen Impfstoff zu entwickeln (vgl. PEI 2015). Ganz aktuell erhielt das PEI außerdem eine Auszeichnung mit dem *Langener Nachwuchswissenschaftspreis 2019* für die Erforschung eines Restriktionsfaktors, welcher nicht nur die Hemmung der Infektion mit HIV und der Virenvermehrung in den Körperzellen ermöglicht, sondern auch bei anderen Krankheiten eine wichtige Rolle spielt (vgl. PEI 2019).

Das RKI forscht in einer Projektgruppe zu immunologischen Abwehrmechanismen (vgl. RKI 2015). In einer anderen Gruppe wird untersucht, wie die Ausbreitung und Dynamik von Infektionskrankheiten zu modellieren sein könnte (vgl. WHO 2016). Auch wenn sich diese Projekte nicht dezidiert mit HIV/AIDS befassen, so sind die Ergebnisse dennoch von großer Bedeutung für künftige Strategien gegen den Krankheitserreger.

Die modernen Behandlungsmöglichkeiten erlauben den Infizierten ein Leben, das sowohl in Dauer wie auch Qualität akzeptabel oder sogar nahezu normal ist. Allerdings sind die lebenslange Einnahme von Medikamenten und Einschränkungen im Liebesleben weiterhin unvermeidlich.

C.4 Evidenzbasierte Pläne

Erst die Versorgungsforschung ermöglicht evidenzbasiertes Arbeiten (BMBF 2014: 4f). Durch sie wird es möglich, Bedarfe zu erkennen und genaue Pläne zu entwickeln, welche die Besonderheiten der jeweiligen Region berücksichtigen. Ein gutes Beispiel hierfür sind die unterschiedlichen Notwendigkeiten für die Infektionsprophylaxe allein in Europa. Denn Maßnahmen zeigen nicht überall die gleiche Wirkung gegen eine HIV-Infektion. So sind die Gruppen, welche für den Anstieg der Neuinfektionsraten verantwortlich sind, je nach Region unterschiedlich: Während im Westen und der Mitte Europas weiterhin Männer mit gleichgeschlechtlichen Sexualkontakten im Fokus der Bemühungen stehen sollten, sind es im östlichen Teil Europas alle Personen, welche aufgrund ihrer Lebensumstände für eine „sexuelle oder drogenbedingte HIV-Übertragung gefährdet sind" (WHO 2016). In Anlage 3 sind die konkreten Vorschläge der WHO zu diesem Thema festgehalten.

Durch eine derartig zielgerichtete Planung wird es möglich, knappe Ressourcen mit Bedacht einzusetzen und so keine wertvollen Mittel – weder zeitliche, personelle, finanzielle noch materielle – zu vergeuden.

Die WHO legt in regelmäßigen Abständen einen Aktionsplan für die EU und ihre Nachbarländer vor. Hierbei bieten jeweils die vorherigen Pläne mit ihren *lessons learned* Anregungen für neue Ansätze. Jeder Plan bereitet dabei den folgenden schon mit vor. Das übergeordnete Ziel der WHO ist, die AIDS-Epidemie als Bedrohung der öffentlichen Gesundheit bis 2030 zu beenden. Der aktuelle Aktionsplan von 2017 erstreckt sich in fünf strategische Richtungen:

1. Informationen für gezieltes Handeln
2. erfolgversprechende Interventionen
3. Bereitstellung von Eigenkapital
4. Finanzierung für Nachhaltigkeit und
5. Innovation zur Beschleunigung

(vgl. WHO 2017a: V, Übersetzung durch die Verfasserin).

Teil D: Diskussion

D.1 Beantwortung der Forschungsfragen

D.1.1 Wie konnte die Versorgungsforschung bisher die Eingrenzung von Neuinfektionen vorantreiben und die Behandlung bereits Infizierter verbessern?

„In Wissenschaft, Versorgungspraxis und Gesundheitspolitik herrscht Konsens darüber, dass die Versorgungsforschung eine wichtige Basis für ein lernendes und sich stetig modernisierendes Gesundheitssystem bietet. Doch Ergebnisse aus der Versorgungsforschung allein sind dafür nicht hinreichend. Stattdessen ist für ein lernendes Gesundheitssystem und die dazu erforderlichen Modernisierungs- und Optimierungsprozesse eine transferorientierte Forschung unabdingbar." (DNVF 2018: 1).

Ohne eine Beteiligung der Versorgungsforschung ist auch beim Thema HIV/AIDS weder eine effektive Eingrenzung der Neuinfektionen noch eine effiziente Behandlung von bereits infizierten Personen vorstellbar. Denn ohne diese Forschungen gäbe es weiterhin keine Sicherheit über die Übertragungswege, keine Medikamente gegen den Ausbruch von AIDS, geschweige denn die viel versprechenden Ansätze für neuartige Therapien.

Forschung in Sachen HIV/AIDS spielt sich bis heute weiterhin hauptsächlich in der klinischen Forschung zur Entwicklung neuer Medikamente oder eines Impfstoffes ab. So beschränken sich auch die derzeitigen Ergebnisse der Versorgungsforschung zum großen Teil noch immer auf die Verbesserung der Behandlung bereits erfolgter Infektionen. Das RKI bemüht sich, regelmäßig Klarheit bezüglich der Planung von Präventions- und Aufklärungsprogrammen sowie einen Überblick über den Fortschritt in diesen Bereichen in Deutschland zu schaffen (vgl. RKI 2017). Außerdem finden Untersuchungen über die finanzielle Belastung des Gesundheitssystems sowie statistische Erhebungen zu Art und Menge der Medikamentenverordnungen statt (vgl. Tomeczkowski, J.: 2012; Tomeczkowski et al. 2015).

Durch die Versorgungsforschung erkannte man in den G7-Staaten, und damit auch in Deutschland, die Verantwortung ärmeren Regionen gegenüber. Deshalb fördert das Bundesforschungsministerium bis 2020 fünf neue afrikanisch-deutsche Forschungsnetze mit insgesamt etwa 50 Millionen Euro. In diesen Netzwerken sollen wichtige globale Gesundheitsthemen erforscht werden, für die es neue und erschwingliche Diagnostika, Therapeutika und vielleicht auch Impfstoffe zu entwickeln gilt. Dazu gehört nicht zuletzt der Themenkomplex HIV/AIDS (vgl. BMBF o.J.a; BMBF 2015: 5f; BMBF 2015a).

Zu bedenken ist hierbei allerdings, dass bisher entwickelte Therapien die Menschen in Subsahara-Afrika oft gar nicht erreichen, obwohl diese sie am Nötigsten hätten (vgl. BMBF 2015:

7f). Diesbezüglich besteht dringender Handlungsbedarf, um die Krankheitslast in den ärmeren Ländern möglichst rasch zu reduzieren und damit der Bevölkerung viel Leid zu ersparen.

Was in der Versorgungsforschung weltweit noch fehlt, ist eine praktikable Handreichung zur Verbesserung der Akzeptanz von Infizierten bei ihren Mitmenschen. Die Vorurteile, mit denen sie sich noch immer konfrontiert sehen, erschweren ihnen die Bewältigung ihrer Krankheit ebenso, wie ein menschenwürdiges Leben.

D.1.2 Welche Empfehlungen gibt die Versorgungsforschung für die Zukunft?

Beim Vorliegen bestimmter Erkrankungen (sexuell übertragbaren Infektionen, Virushepatitis, TBC und bestimmten Krebsarten) sollte routinemäßig ein HIV-Test erfolgen. So könnte die Diagnose häufig früher gestellt werden.

Auf intensive Präventionsmaßnahmen sollte ebenso ein Fokus gelegt werden wie auf ein Vorhalten von HIV-Beratung und leicht zugänglichen HIV-Tests; nach einer positiven Diagnose ist der rasche Zugang zu evidenzbasierter Behandlung und gemeindenaher Versorgung zu gewährleisten (vgl. WHO 2017: 1f).

Für eine bessere Akzeptanz der Entscheidungen bezüglich der Therapiefinanzierung empfiehlt die WHO möglichst große Transparenz sowie regelmäßige Überarbeitung der Grundsätze, um auf neue Erkenntnisse und Blickwinkel aktuell eingehen zu können und dabei die Bevölkerung mit ein zu binden (vgl. WHO 2017: 1).

D.2 Ethische Betrachtungen

Der Umgang mit HIV-Infizierten sowie deren Therapie erfordert kluge wie auch ethisch einwandfreie Handlungen und bringt vielfältige Herausforderungen mit sich. Vor allem wird die Diskrepanz zwischen den Therapiemöglichkeiten in armen und reichen Ländern kritisiert (vgl. BMBF 2019b; BMBF 2015a; BMBF 2015b).

So ist allein die Tatsache, dass von den ca. 6 Millionen HIV-Infizierten in den Entwicklungsländern weltweit nur 8% Zugang zu ART haben, einer der Gründe dafür, dass die Allokation der Hilfen weise gewählt werden muss, um überhaupt faire Entscheidungen treffen zu können, denn die Zahl der Therapiebedürftigen übersteigt die derzeitigen Ressourcen vieler Länder bei Weitem (vgl. WHO 2004: 1; Heinicke et al. 2016: 176ff).

Die WHO fordert im Rahmen der Universellen Gesundheitssicherung für alle Menschen einen Zugang zu bezahlbaren Gesundheitsleistungen von hoher Qualität (vgl. WHO 2012; Heinicke 2016: 170). Daraus ergeben sich weitreichende Forderungen nach der Beseitigung von Hindernissen, gleichgültig, ob es sich um finanzielle, rechtliche, organisatorische, technische, geographische oder kulturelle handelt (vgl. Heinicke et al. 2016: 171).

Des Weiteren mahnt die gleiche Autorengruppe auch an, dass Programme, welche sich ausschließlich mit einer speziellen Krankheit befassen, nicht zielführend seien, da mit ihnen kein ganzheitlicher und patientenzentrierter Ansatz möglich sein könne (vgl. Heinicke et al. 2016: 179).

Der deutsche Ethikrat äußert sich außerdem äußerst kritisch zum sogenannten Genome-Editing, bei dem mittels bestimmter Verfahren wie z.B. CRISPR/Cas9 am Erbgut von Embryonen manipuliert wird, um gewünschte Eigenschaften zu erzielen, welche dann – als Teil des Genoms – auch an spätere Nachkommen weitergegeben werden. Bisher ist nur ein einziger Fall einer solchen Einflussnahme auf menschliche DNA bekannt. In deren Rahmen wurden Ende November 2018 Zwillinge geboren, deren Erbgut laut des verantwortlichen, chinesischen Forschers so verändert wurde, dass die Mädchen gegen HIV immun sein sollen. Beim aktuellen Stand der Forschung kann aber keine Sicherheit für die Gesundheit Kinder gewährleistet werden, da auch noch nicht absehbar ist, ob das Verfahren im weiteren Verlauf nicht vielleicht doch bisher ungeahnte Risiken birgt. Für fragwürdig hält der Ethikrat außerdem, womit es gerechtfertigt sein soll, ohne dringlichen medizinischen Grund einen solchen Eingriff an gesunden Individuen vorzunehmen, die sich ansonsten vollkommen normal hätten entwickeln können. Aus Sicht des Deutschen Ethikrates handelt es sich daher um ethisch nicht vertretbare Menschenversuche, deren Durchführung durch die Politik unterbunden werden müsste (vgl. Deutscher Ethikrat 2018).

D.3 Reflexion des eigenen Vorgehens und Fazit

Die Entscheidung, die vorliegende Hausarbeit dem Thema HIV/AIDS zu widmen, fiel nach reiflicher Überlegung, da nicht noch eine Arbeit zu den bereits ausführlich besprochenen „klassischen" Feldern der Versorgungsforschung, wie z.B. Diabetes mellitus, entstehen sollte. Vielmehr war es das Ziel, ein Thema aufzugreifen, von dem so gut wie alle Menschen in Deutschland eine ungefähre Vorstellung haben, über das aber offenbar auch viele Fehlinformationen sowie im Laufe der Jahrzehnte unveränderte Vorurteile bestehen. Denn gerade die Bekanntheit der Erkrankung, in Verbindung mit der scheinbaren Aufgeklärtheit der Bevölkerung, bildet einen guten Nährboden für Ressentiments. Ganz bewusst wurde durch die Wahl eines „Nischenthemas" in Kauf genommen, dass sich dadurch auch die Literaturrecherche etwas mühsamer gestalten könnte. Der gewählte Themenkomplex eröffnete auch erwartungsgemäß eine weite Sicht, denn er betrifft nicht nur gesundheitliche, sondern auch finanzielle, gesellschaftliche, politische sowie weltpolitische und ethische Aspekte. Diese große Komplexität stellte sich auch als Herausforderung dar, da es immer wieder notwendig war, sich gegen die Aufnahme bestimmter Erkenntnisse zu entscheiden.

Die Tatsache, dass die Infektionskrankheit HIV/AIDS in den frühen Programmen der Versorgungsforschung Deutschlands keine Beachtung fand, irritierte sehr, denn dies widersprach der Erwartung der Autorin vollkommen, die mit einer groß angelegten Offensive gegen die in den 1980er Jahren neu entdeckte Krankheit gerechnet hätte. Dass auch später keine ausführlichen Programme angelegt wurden, wie für andere Epidemien oder Krankheiten wie Diabetes mellitus, Krebs- sowie Herz-Kreislauf-Erkrankungen, bleibt der Autorin auch nach gründlicher Recherche weiter unerklärlich. Die hohe Zahl an Infizierten, ebenso wie die nach wie vor hohen Neuinfektionsraten, gerade in Europa, ließen durchaus vermuten, dass es ein großes Interesse an einer konzertierten Aktion gegen die immer noch unheilbare Erkrankung geben sollte. Derartige Initiativen existieren zwar für Subsahara-Afrika, wo sich die sogenannte Erste Welt für die Probleme in der Dritten einsetzt, aber für die anderen Regionen der Erde gibt es kaum Initiativen, für die sich mehrere wichtige Institutionen zusammenschließen. Stattdessen bleibt die BZgA in Deutschland mit ihrer Jahrzehnte währenden Kampagne zur präventiven Aufklärung weitgehend alleine. Sicherlich gibt es viele verschiedene Ansätze, bei denen an Heilung oder zumindest Linderung geforscht wird. Allerdings handelt es sich hier um Alleingänge der Forschungsinstitute, es gibt nur wenige Initiativen zur Bündelung der Bestrebungen.

Aus diesem Grund war es auch nicht möglich, eine Entwicklung der Versorgungsforschung von Beginn der Auseinandersetzung mit einer neuen Krankheit über einige Jahrzehnte hinweg darzustellen, bei der sich die Bestrebungen von vereinzelt und unkoordiniert zu einer großen Einheit gegen die Infektionskrankheit entwickeln. Auch dies wäre ein ursprünglicher Gedanke der Arbeit gewesen, da sich die Gelegenheit eher selten bietet, eine solche Evolution ab Stunde Null zu beobachten. Die meisten Krankheiten sind der Menschheit schon seit Jahrhunderten oder Jahrtausenden bekannt, die Anfänge der Behandlung liegen deshalb häufig im Dunkeln, jedenfalls sind sie wissenschaftlich nur schwer verwertbar.

Leider ist aber die erhoffte Bewegung in der Versorgungsforschung für HIV/AIDS nicht nachzuvollziehen, sodass auch hier keine Gelegenheit besteht, sie zu untersuchen.

Für die Zukunft bleibt daher zu hoffen, dass eine bessere Vernetzung unter den einzelnen Akteuren stattfindet. Eine effektive Möglichkeit, weitere Infektionen zu verhindern, muss gefunden werden. Ansonsten sieht auch Dr. Zsuzsanna Jakab, Europas WHO-Regionaldirektorin, das große Ziel ihrer Institution, der HIV-Epidemie bis 2030 ein Ende zu setzen, für gefährdet an (vgl. WHO 2017:1).

Ohne eine Beteiligung der Versorgungsforschung in der Behandlung von HIV/AIDS ist weder eine effektive Eingrenzung der Neuinfektionen noch eine effiziente Behandlung von bereits infizierten Patienten vorstellbar. Denn ohne diese Forschungen gäbe es weiterhin keine Sicherheit über die Übertragungswege, keine Medikamente gegen den Ausbruch von AIDS, geschweige denn die viel versprechenden Ansätze für neuartige Therapien. Bisher bringt die

Versorgungsforschung aber nur wenige Ergebnisse hervor, die für ein Umdenken in der Bevölkerung, eine Verbesserung der gesellschaftlichen Akzeptanz und dadurch auch der Lebensqualität für die Betroffenen sorgen könnten. Selbstverständlich bleibt es unumgänglich, weiter nach Medikamenten zu forschen, die Linderung oder vielleicht sogar Heilung bringen können. Doch es reicht nicht aus, dem Einzelnen ein Überleben zu ermöglichen. Die Populationsperspektive, welche laut Definition eines der Hauptanliegen der Versorgungsforschung ist (vgl. Schrappe, Pfaff 2017: 11), wird derzeit für HIV/AIDS noch nicht ausreichend bearbeitet. Hier ist es die Aufgabe der Akteure, einen Paradigmenwechsel zu bewirken, um jeder und jedem HIV-Infizierten den Platz in der Gesellschaft einzuräumen, den sie oder er sich wünscht. Dies ist nicht nur für das seelische Wohl der Patientinnen und Patienten sowie einen ethisch vertretbaren Umgang mit ihnen wichtig. Gleichzeitig könnte dies eine große finanzielle Entlastung für das Gesundheitswesen bedeuten, wenn es dadurch möglich würde, die Infizierten als wertvollen Teil der Gesellschaft zu sehen, wodurch sie wieder einer Arbeit nachgehen könnten, um für ihren Lebensunterhalt selbst sorgen.

Literaturverzeichnis

- BMBF (o.J.): Versorgungsforschung. URL: https://www.gesundheitsforschung-bmbf.de/de/versorgungsforschung.php [Stand: 21.01.2019]

- BMBF (o.J.a): Medizinische Forschung in Europa und der Welt. URL: https://www.bmbf.de/de/medizinische-forschung-in-europa-und-der-welt-405.html [Stand: 24.03.2019]

- BMBF (2005): Versorgungsforschung. Ergebnisse der gemeinsamen Förderung durch das BMBF und die Spitzenverbände der gesetzlichen Krankenkassen. Berlin: ohne Verlag

- BMBF (2014): Aktionsplan Versorgungsforschung. Forschung für ein patientenorientiertes Gesundheitswesen. Berlin: ohne Verlag

- BMBF (2015): Globale Gesundheit im Mittelpunkt der Forschung. Förderkonzept: Vernachlässigte und armutsbegünstigte Krankheiten. Berlin: ohne Verlag

- BMBF (2015a): Den Teufelskreis aus Armut und Krankheit durchbrechen. URL: https://www.bmbf.de/de/den-teufelskreis-aus-armut-und-krankheit-durchbrechen-91.html [Stand 17.02.2019]

- BMBF (2015b): G7 Wissenschaftsminister gehen globale Probleme an. Pressemitteilung 134/2015. URL: https://www.bmbf.de/de/g7-wissenschaftsminister-gehen-globale-probleme-an-1760.html [Stand 06.04.2019]

- BMBF (2018): Antikörperinfusion lässt HI-Viren monatelang schlummern. URL: https://www.bmbf.de/de/antikoerperinfusion-laesst-hi-viren-monatelang-schlummern-7458.html [Stand 17.02.2019]

- BMBF (2019): Homepage. URL: https://www.bmbf.de [Stand: 21.01.2019]

- BMBF (2019a): HIV. URL: https://www.bmbf.de/de/hiv-1670.html [Stand: 23.01.2019]

- BMBF (2019b): Armutsbegünstigte Krankheiten. URL: https://www.bmbf.de/de/armut-sassoziierte-krankheiten-275.html [Stand: 29.01.2019]

- BMBF (2019c): Förderkatalog. Version 2.0.3.0. URL: https://foerderportal.bund.de/foekat/jsp/SucheAction.do?actionMode=searchlist [Stand 12.02.2019]

- BMG (2014): Meldungen: Gemeinsame Kampagne zum Welt-AIDS-Tag – Für mehr Toleranz und Solidarität für HIV-positiven Menschen. URL: https://www.bundesgesundheitsministerium.de/ministerium/meldungen/2014/welt-aids-tag.html#c9487 [Stand: 21.01.2019]

- BMG (2018): Rückgang der HIV-Neuinfektionen – Bundesgesundheitsminister Spahn: „Wir wollen die Zahl der Neuinfektionen weiter senken". URL: https://www.bundesgesundheitsministerium.de/presse/pressemitteilungen/2018/4-quartal/rueckgang-hiv-neuinfektionen.html#c14260 [Stand: 21.01.2019]

- BZgA (o.J.): Prävention von HIV/AIDS und anderen sexuell übertragbaren Infektionen (STI) URL: https://www.bzga.de/programme-und-aktivitaeten/hivsti-praevention/ [Stand: 17.02.2019]

- BZgA (o.J.a): HIV- und STI-Prävention in Deutschland. Ein Überblick. Köln: o.V.

- DAH (2017): HIV-Infektion. Info+ für Praktiker/innen aus Prävention und Beratung sowie interessierte Laien. 10. überarb. Auflage. Berlin: ohne Verlag

- Deutscher Ethikrat (2018): Anwendung von Keimbahneingriffen derzeit ethisch nicht vertretbar. Pressemitteilung 07/2018. URL: https://www.ethikrat.org/mitteilungen/2018/anwendung-von-keimbahneingriffen-derzeit-ethisch-nicht-vertretbar/?cookieLevel=not-set&fbclid=IwAR13pp3-s2GBpEJxvxZoIdArd_rB52CLebcZn-CrIC4DbF4B9RsRkY40aNqQ&cHash=25c89cd4102050d12b2011d23debb30f [Stand 06.04.2019]

- DNVF (o.J.): Homepage URL: http://www.versorgungsforschung-deutschland.de/home.php [Stand: 19.02.2019]

- DNVF (2018): Versorgungsforschung – Potenzial nutzen & Qualität sichern! Positionspapier des Deutschen Netzwerks Versorgungsforschung (DNVF) e.V. vom 01.10.2018 URL: http://www.netzwerk-versorgungsforschung.de/uploads/1.1.0.News/DNVF-Positionspapier_Versorgungsforschung_01102018.pdf [Stand: 31.03.2019]

- DZIF (2016): HIV/AIDS: Ein neues Enzym kann HIV-Proviren aus der Zelle entfernen. URL: http://www.dzif.de/ueber_uns/menschen_im_dzif/ansicht/detail/artikel/hi-vaids_ein_neues_enzym_kann_hiv_proviren_aus_der_zelle_entfernen/ [Stand 17.02.2019]

- DZIF (2017): Hector Forschungspreis HIV geht an Wissenschaftler des HPI. URL: http://www.dzif.de/news_mediathek/news_pressemitteilungen/ansicht/detail/artikel/hector_forschungspreis_hiv_geht_an_wissenschaftler_des_hpi/ [Stand 17.02.2019]

- Gölz, J. (2015): Medizinische und gesellschaftliche Veränderungen. In: Connexi. Conferences – Education – Industry. AIDS und Hepatitis. 2015/07: 10 – 13

- Hartmann, M. (2017): CDC-Klassifikation (1993). In: Hautklinik der Universität Heidelberg (Hrsg.): HIVinfo. URL: https://www.hivinfo.de/cms/index.asp?inst=hivinfo&snr=6911&aboo=2198&t=CDC+Klassifikation [Stand: 29.01.2019]

- Heinicke, C. et al. (2016): Universelle Gesundheitssicherung. Konzeptionelle Grundlagen und der Beitrag Nationaler Ethikräte. In: Frewer, A.; Bielefeldt, H. (Hrsg.): Das Menschenrecht auf Gesundheit. Normative Grundlagen und aktuelle Diskurse. Bielefeld: transcript: 169 – 194

- PEI (2015): Erkennungsmolekül des HI-Virus in Immunzellen identifiziert. URL: https://www.pei.de/DE/infos/presse/pressemitteilungen/archiv-pressemitteilungen/2015/07-erkennungsmolekuel-hiv-immunzellen-identifiziert.html [Stand: 21.02.2019]

- PEI (2019): Langener Nachwuchswissenschaftspreis 2019: Forschungsleistungen zu Anti-Tumor-Immunzellen, HIV-Hemmstoff und Zika-Impfstoff prämiert. URL: https://www.pei.de/DE/infos/presse/pressemitteilungen/2019/04-langener-nachwuchs-wissenschaftspreis-2019.html [Stand: 21.02.2019]

- Pschyrembel (2017): Pschyrembel. Klinisches Wörterbuch. 267., neu bearb. Auflage. Berlin/Boston: De Gruyter

- RKI (2015): P 1: Immunologische Abwehrmechanismen. URL: https://www.rki.de/DE/Content/Forsch/Projektgruppen/Projektgruppe_1/P1_node.html [Stand: 21.02.2019]

- RKI (2015a): Gesundheit in Deutschland. Gesundheitsberichterstattung des Bundes – Gemeinsam getragen von RKI und DESTATIS. Berlin: o.V.

- RKI (2016): P 4: Epidemiologische Modellierung von Infektionskrankheiten. URL: https://www.rki.de/DE/Content/Forsch/Projektgruppen/Projektgruppe_4/P4_node.html [Stand: 21.02.2019]

- RKI (2017): Europäischer MSM Internet Survey (EMIS) 2017. URL: https://www.rki.de/DE/Content/InfAZ/H/HIVAIDS/Studien/EMIS_2017.html [Stand: 10.03.2019]

- RKI (2017a): Schätzung der Zahl der HIV-Neuinfektionen und der Gesamtzahl von Menschen mit HIV in Deutschland. In: Epidemiologisches Bulletin 47/2017. Berlin: o.V.

- Schrappe, M.; Pfaff, H. (2017): Einführung in Konzept und Grundlagen der Versorgungsforschung. In: Pfaff, H.; Neugebauer, E.; Glaeske, G.; Schrappe, M. (Hrsg.): Lehrbuch Versorgungsforschung. Systematik – Methodik – Anwendung. 2. Auflage. Stuttgart: Schattauer: 1 – 67

- SGB V (1989): Sozialgesetzbuch (SGB) Fünftes Buch (V) – Gesetzliche Krankenversicherung – vom 01.01.1989 i.d.F.v. 11.12.2018 BGBl. I S. 2394

- Thieme Verlag (2008): Lexikon der Krankheiten und Untersuchungen. 2. überarb. und erw. Auflage. Stuttgart/New York: Thieme

- Tomeczkowski, J. (2012): Sekundärdatenanalyse zu HIV/AIDS-Diagnosen und Verordnung von antiretroviraler Therapie (ART) in Deutschland. URL: https://www.researchgate.net/publication/274494340_HIV_Versorgungsforschung_DKVF_27_09_12 [Stand: 10.03.2019]

- Tomeczkowski, J.; Mahlich, J.; Stoll, M. (2015): Häufigkeiten antiretroviraler Therapie in Sekundärdaten von gesetzlichen Krankenkassen in Deutschland. In: Zeitschrift für Evidenz, Fortbildung und Qualität im Gesundheitswesen. 109/8: 594 – 604

- WHO (2004): Guidance on ethics and equitable access to HIV treatement and care. Genf: o.V.

- WHO (2012): Universal health coverage: from technical report to global movement. URL: http://www.euro.who.int/en/health-topics/health-policy/health-2020-the-european-policy-for-health-and-well-being/news/news/2012/11/universal-health-coverage-from-technical-report-to-global-movement [Stand: 06.04.2019]

- WHO (2016): Zahl der HIV-Infektionen in Europa erstmals über 2 Millionen. URL: http://www.euro.who.int/de/media-centre/sections/press-releases/2016/11/hiv-cases-reach-over-2-million-for-the-first-time-in-europe [Stand: 15.02.2019]

- WHO (2017): Die Hälfte aller mit HIV lebenden Menschen in der Europäischen Region erhalten eine verspätete Diagnose: ECDC und WHO fordern dringend Verbesserungen bei den Testverfahren. URL: http://www.euro.who.int/de/media-centre/sections/press-releases/2017/1-in-2-people-living-with-hiv-in-europe-is-diagnosed-late-ecdc-and-who-urge-improvement-in-testing-practices [Stand: 21.01.2019]

- WHO (2017a): Action plan for the health sector response to HIV in the WHO European Region. URL: http://www.euro.who.int/__data/assets/pdf_file/0007/357478/HIV-action-plan-en.pdf [Stand: 24.01.2019]

Anlagen

Anlage 1 Pathogenese der HIV-Infektion

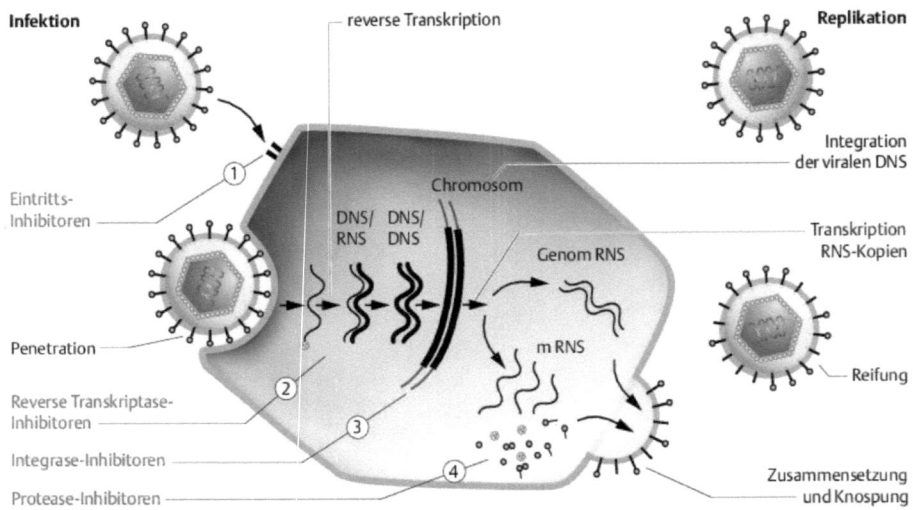

Abbildung 2: Pathogenese der HIV-Infektion (Thieme 2008)

Anlage 2 CDC-Klassifikation (1993)

CDC-Klassifikation (1993)

Die Laborkategorien 1 bis 3:

1: ab 500/µl CD4-Lymphozyten

2: 200-499/µl CD4-Lymphozyten

3: < 200/µl CD4-Lymphozyten

Die klinischen Kategorien A bis C:

Kategorie A

• Asymptomatische HIV-Infektion

• persistierende generalisierte Lymphadenopathie (LAS)

• akute, symptomatische (primäre) HIV-Infektion (auch in der Anamnese)

Kategorie B

Krankheitssymptome oder Erkrankungen, die nicht in die AIDS-definierende Kategorie C fallen, dennoch aber der HIV-Infektion ursächlich zuzuordnen sind oder auf eine Störung der zellulären Immunabwehr hinweisen

• Bazilläre Angiomatose

• Oropharyngeale Candida-Infektion

• Vulvovaginale Candida-Infektionen, die entweder chronisch (länger als ein Monat) oder nur schlecht therapierbar sind

• Zervikale Dysplasien oder Carcinoma in situ

• Konstitutionelle Symptome wie Fieber über 38,5 Grad Celsius oder länger als vier Wochen bestehende Diarrhöen

• Orale Haarleukoplakie

• Herpes Zoster bei Befall mehrerer Dermatome oder nach Rezidiven in einem Dermatom

• Idiopathische Thrombozytopenische Purpura

• Listeriose

• Entzündungen des kleinen Beckens, besonders bei Komplikationen eines Tuben- oder Ovarialabszesses

• Periphere Neuropathie

Kategorie C (AIDS-definierende Erkrankungen)

• Pneumocystis jirovecii-Pneumonie

• Toxoplasma-Enzephalitis

• Ösophageale Candida-Infektion oder Befall von Bronchien, Trachea oder Lunge

• Chronische Herpes simplex-Ulcera oder Herpes-Bronchitis, -Pneumonie oder -Ösophagitis

• CMV-Retinitis

• generalisierte CMV-Infektion (nicht von Leber oder Milz)

• Rezidivierende Salmonellen-Septikämien

• Rezidivierende Pneumonien innerhalb eines Jahres

• Extrapulmonale Kryptokokken-Infektionen

• Chronische intestinale Kryptosporidien-Infektion

• Chronische intestinale Infektion mit Isospora belli

• Disseminierte oder extrapulmonale Histoplasmose

• Tuberkulose

• Infektionen mit Mykobakterium avium complex oder M. kansasii, disseminiert oder extrapulmonal

• Kaposi-Sarkom

• Maligne Lymphome (Burkitt´s, immunoblastisches oder primär zerebrales Lymphom)

• Invasives Zervix-Karzinom

• HIV-Enzephalopathie

• Progressiv multifokale Leukenzephalopathie

• Wasting-Syndrom

Anmerkung:

Aufgrund der deutlich erhöhten relativen Inzidenz des **Hodgkin-Lymphoms** und des **Analkarzinoms** bei HIV-Infizierten wird diskutiert, ob beide Erkrankungen nicht auch als Aidsdefinierend betrachtet werden sollten. Als AIDS-assoziierte opportunistische Infektion kann darüber hinaus wegen des häufigen und besonderen Verlaufes bei HIV-Infizierten die **viszerale Leishmaniose** angesehen werden.

Eine Verbesserung des Stadiums, z.B. durch eine erfolgreiche Therapie, ist im Rahmen der CDC-Klassifikation aus formalen Gründen nicht möglich.

Laborkategorie	Klinische Kategorie:		
(CD4-Lymphozyten)			
	A	B	C
1: (ab 500/µl)	Stadium I	Stadium I	Stadium III
2: (200 - 499/µl)	Stadium I	Stadium II	Stadium III
3: (< 200/µl)	Stadium II	Stadium II	Stadium III

Anmerkung:

Aus sozial- bzw. versicherungsrechtlichen Gründen gilt **in den USA jede Helferzellzahl unter 200/µl** unabhängig von der klinischen Kategorie C als **AIDS-definierend**.

(Hartmann 2017)

Anlage 3: Auszug aus dem WHO-Dokument „Zahl der HIV-Infektionen in Europa erstmals über 2 Millionen"

Sehr uneinheitliche Muster und Trends der HIV-Epidemie innerhalb der Europäischen Region

Mit 153 407 HIV-Neudiagnosen in 50 Ländern der Europäischen Region setzte sich der jährliche Anstieg der Zahl der Neuinfektionen auch 2015 fort, wobei sich die Zahl folgendermaßen auf die geografischen Regionen verteilte:

- 27 022 neue HIV-Fälle (18%) wurden im westlichen Teil der Europäischen Region diagnostiziert. Dies ist kein wesentlicher Rückgang in den vergangenen zehn Jahren.
- 5297 neue HIV-Fälle (3%) wurden im mittleren Teil der Europäischen Region diagnostiziert. Auch wenn die Intensität der Epidemie in diesen Ländern nach wie vor gering ist, so ist doch eine erhebliche Zunahme gegenüber der Zahl vor zehn Jahren zu verzeichnen.
- 121 088 neue HIV-Fälle (79%) wurden im östlichen Teil der Europäischen Region diagnostiziert. Dies ist mehr als eine Verdoppelung innerhalb eines Jahrzehnts. Die Zahl der Aids-Fälle in dieser Teilregion hat sich innerhalb von zehn Jahren um 80% erhöht.

Auch in Bezug auf den Hauptübertragungsweg gab es Unterschiede zwischen den geografischen Gebieten. Während im westlichen und mittleren Teil der Region ein stetiger Anstieg der Zahl der HIV-Infektionen unter Männern mit gleichgeschlechtlichen Sexualkontakten zu beobachten war, kam es im östlichen Teil zu einer Zunahme der heterosexuellen Übertragung. Die Übertragung durch injizierenden Drogenkonsum war noch für ein Drittel der neuen Fälle im östlichen Teil der Region verantwortlich.

Interventionen sollten an die örtlichen epidemiologischen Gegebenheiten angepasst werden

Der neue Aktionsplan gegen HIV knüpft an frühere Erfolge an und beinhaltet eine Neugestaltung der gesundheitspolitischen Reaktion auf HIV/Aids. Er enthält mit Blick auf das Jahr 2020 drei ehrgeizige Zielvorgaben für die Länder nach der Formel 90–90–90: Danach sollen 90% der Menschen mit HIV von ihrer Infektion wissen; 90% der diagnostizierten Personen sollen eine Behandlung erhalten; und bei 90% der in Behandlung befindlichen Personen soll eine Virussuppression erreicht werden. Um diese Ziele zu erreichen, sollte jedes Land ein Paket unentbehrlicher Maßnahmen in den Bereichen Prävention, Test, Therapie und Versorgung einführen, das an die örtlichen Gegebenheiten in Bezug auf Epidemie, Ressourcenausstattung und Kapazitäten angepasst ist.

Die Daten zu Trends und Mustern der HIV-Übertragung in dem heute veröffentlichten Bericht führen zu folgenden Empfehlungen:

- In den Ländern Westeuropas sollten Präventions- und Bekämpfungsmaßnahmen bei Männern mit gleichgeschlechtlichen Sexualkontakten weiterhin der Eckpfeiler der HIV-Bekämpfung bleiben. Neue Strategien wie Präexpositionsprophylaxe für HIV als Teil einer umfassenden Präventionsstrategie könnten dazu beitragen, die ansteigenden Trends umzukehren. Der in jüngster Zeit in einigen Ländern beobachtete Anstieg der Zahl der HIV-Fälle unter injizierenden Drogenkonsumenten zeigt, dass die Schadensminderungsprogramme aufrechterhalten oder ausgebaut werden müssen.
- Im mittleren Teil der Region, wo die HIV-Epidemie weniger stark ausgeprägt ist, zielen die Bemühungen vorrangig darauf ab, die Prävention unter Männern mit gleichgeschlechtlichen Sexualkontakten zu verbessern, die für einen Großteil des jüngsten Anstiegs der Neuinfektionen verantwortlich sind. Für einen Erfolg kommt es entscheidend auf eine Beteiligung der Bürger und auf Bemühungen zur Verringerung von Stigmatisierung und Diskriminierung an.
- Im östlichen Teil der Region ist es dringend erforderlich, durch Gesundheitssysteme, die den sozialen Determinanten von Gesundheit besser gerecht werden, integrierte Gesundheitsangebote bereitzustellen. Dazu zählen: Präventionsmaßnahmen für Personen, die in Bezug auf eine sexuelle oder drogenbedingte HIV-Übertragung gefährdet sind; gezielte HIV-Tests; Beteiligung der Bürger an der Gestaltung und Bereitstellung von Gesundheitsleistungen; und der Grundsatz „Behandlung für alle" gemäß den Empfehlungen der WHO. Die hohe Zahl der Neuinfektionen unter injizierenden Drogenkonsumenten verdeutlicht, dass es entscheidend darauf ankommt, Handlungskonzepte auf der Grundlage einschlägiger Evidenz zu erstellen, die wichtigsten Zielgruppen ins Visier zu nehmen und Schadensminderungsprogramme zu stärken.

(WHO: 2016)

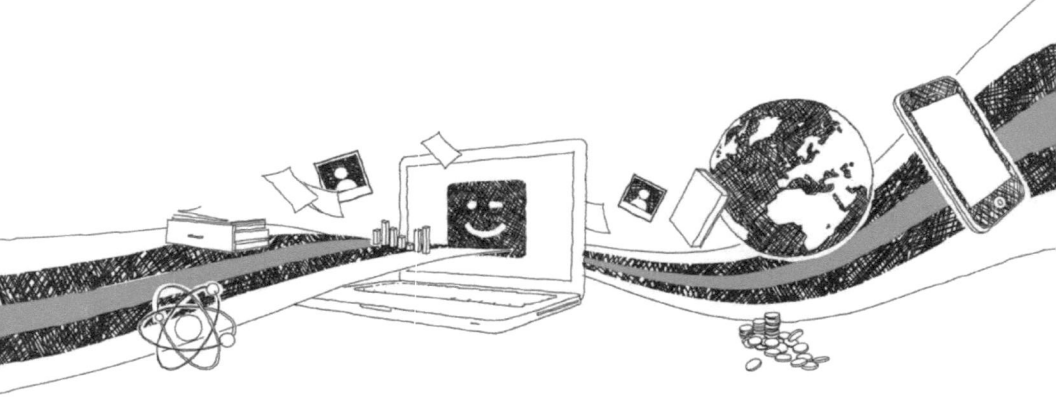